BEI GRIN MACHT SICH IHR WISSEN BEZAHLT

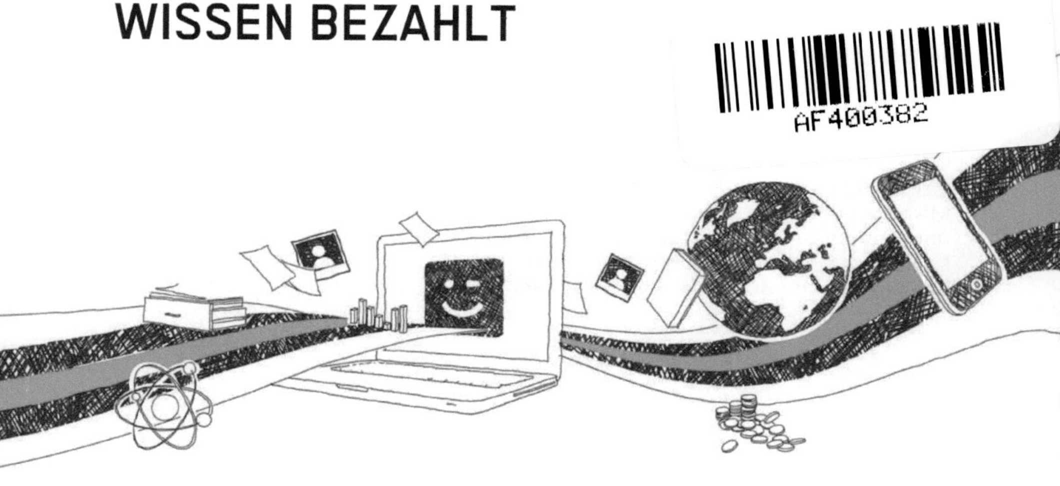

- Wir veröffentlichen Ihre Hausarbeit,
  Bachelor- und Masterarbeit

- Ihr eigenes eBook und Buch -
  weltweit in allen wichtigen Shops

- Verdienen Sie an jedem Verkauf

Jetzt bei www.GRIN.com hochladen
und kostenlos publizieren

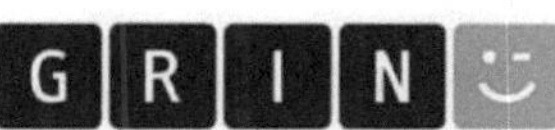

Bibliografische Information der Deutschen Nationalbibliothek:

Die Deutsche Bibliothek verzeichnet diese Publikation in der Deutschen National-
bibliografie; detaillierte bibliografische Daten sind im Internet über http://dnb.d-
nb.de/ abrufbar.

Impressum:

Copyright © 2015 GRIN Verlag, Open Publishing GmbH
Druck und Bindung: Books on Demand GmbH, Norderstedt Germany
ISBN: 9783668368385

Madeleine Sperling

Schizophrenie. Symptome und deren Auswirkungen auf das soziale Umfeld

GRIN Verlag

Justus Liebig Universität Gießen

Institut für Erziehungswissenschaft

PROF - Pädagogische Berufsbiographien

Wintersemester 2014/15

Schizophrenie -
Symptome und deren Auswirkungen
auf das soziale Umfeld

Madeleine Janine Sperling

Außerschulische Bildung (1. Semester)

16.05.2015

Inhalt

1 Einleitung

Personen mit mehreren Identitäten, welche abwechselnd und unkontrolliert zutage treten und meistens durch ein Trauma entstanden sind; es ist eine Erkrankung, mit der wohl jeder Mensch in irgendeinem Kontext schon einmal konfrontiert wurde. Ob nun durch einen tatsächlich Betroffenen im näheren Umfeld, die Medien, wie z.B. einen Kinofilm, ein Buch (bspw. Dr. Jekyll und Mr. Hyde) oder die Tageszeitung, oder auch durch eine scherzhafte Anspielung im Freundeskreis, wenn einmal Selbstgespräche geführt werden. Schizophrenie ist offenbar keine unbekannte Krankheit.

Dennoch ist den meisten Menschen nicht bewusst, dass es sich hierbei um einen großen Irrtum handelt. Weit verbreitet ist nämlich die Annahme, Schizophrenie sei gleichbedeutend mit einer „gespaltenen Persönlichkeit". In Wirklichkeit handelt es sich bei den oben genannten Beispielen jedoch nicht um eine Schizophrenie, sondern um eine „dissoziative Identitätsstörung".

Entstanden ist diese falsche Annahme vermutlich durch die Übersetzung des Begriffs „Schizophrenie" aus dem Griechischen, da dieser etwa mit „Seelenspaltung" übersetzt werden kann.

Was also ist Schizophrenie wirklich? Dieser Frage soll ausführlich nachgegangen werden. Gegenstand dieser Hausarbeit soll die Erarbeitung der typischen Symptome sowie die damit verbundenen Folgen der Erkrankung im Alltag sowie für Beziehungen, Freundschaften und andere soziale Kontakte des Betroffenen sein. Es ist davon auszugehen, dass ein Ausbruch der Erkrankung nicht nur den Erkrankten selbst betrifft, sondern auch auf das soziale Umfeld erhebliche Auswirkungen hat. Wie sehen diese konkret aus und inwieweit verändert sich dadurch das bisherige Leben?

Dazu wird im Vorfeld eine kurze Definition nach ICD-10 vorgestellt, um einen ersten Überblick zu bekommen. Anschließend wird ausführlich auf die verschiedenen Symptome der Erkrankung eingegangen, um parallel dazu mögliche Auswirkungen auf das soziale Umfeld näher zu beleuchten. Hierbei soll unter anderem überprüft werden, wie der Patient im Alltag und im Umgang mit seinem Krankheitsbild unterstützt werden kann.

2 Bezeichnung nach ICD-10

Die „Internationale statistische Klassifikation der Krankheiten und verwandter Gesundheitsprobleme" (ICD, englisch: „International Statistical Classification of Diseases and Related Health Problems") beschreibt Schizophrenie als eine psychische Erkrankung, die durch „grundlegende und charakteristische Störungen von Denken und Wahrnehmung sowie inadäquate oder verflachte Affekte" (Dilling/Freyberger 2012, S. 93) gekennzeichnet ist. Dabei ist der Patient im Normalfall bei klarem Bewusstsein und auch die intellektuellen Fähigkeiten sind nicht eingeschränkt (vgl. ebd.). Typisch für das Krankheitsbild sind „Gedankenlautwerden, Gedankeneingebung oder Gedankenentzug, Gedankenausbreitung, Wahnwahrnehmung, Kontrollwahn, Beeinflussungswahn oder das Gefühl des Gemachten, Stimmen, die in der dritten Person den Patienten kommentieren oder über ihn sprechen, Denkstörungen und Negativsymptome" (ebd.).

Möglich ist sowohl ein Krankheitsverlauf mit regelmäßig wiederkehrenden Krankheitsepisoden als auch eine vorübergehende vollständige oder teilweise Symptom-Freiheit (vgl. ebd.).

Unterschieden werden mehrere Untertypen der Schizophrenie. Am häufigsten treten davon die paranoide, die hebephrene und die katatone Schizophrenie auf.

Kennzeichnend für eine paranoide Schizophrenie sind häufige Wahnvorstellungen, akustische Halluzinationen und Wahrnehmungsstörungen, wohingegen sich eine hebephrene Schizophrenie durch Störungen der Affekte, also des Gefühls- und Gemütslebens, auszeichnet. Bewegungen und Verhalten des Patienten sind dabei unvorhersehbar, die Sprache und das Denken ungeordnet und Gefühlsregungen verflacht. Meist geht eine Erkrankung dieses Subtyps mit der sozialen Isolation einher. (vgl. ebd., S. 96f.)

Vordergründig treten bei der katatonen Schizophrenie psychisch bedingte Probleme der Bewegungsabläufe auf. Dabei zeigen sich sowohl Starre- oder Erregungszustände als auch sofortiges Ausführen von Befehlen oder Befehlsverweigerung. Ebenso können lebhafte Halluzinationen erlebt oder andauernde Zwangshaltungen eingenommen werden. (vgl. ebd., S. 98)

3 Symptome

Schizophrenie ist eine Erkrankung, bei der eine Ansammlung von Störungen auftritt. Somit gibt es nicht „das typische" Symptom, anhand dessen eine Schizophrenie diagnostizierbar wäre, sondern erst das Auftreten mehrerer Symptome ist entscheidend für die Diagnose.(vgl. Lambert/Naber 2004, S. 15)

Dabei wird unterschieden zwischen Positivsymptomen und Negativsymptomen. Positivsymptome treten vor allem in der akuten Phase der Krankheit auf und stellen eine „übersteigerte" Funktion dar. Negativsymptome treten hingegen als Funktionsminderung, bis hin zum Funktionsverlust, auf. (vgl. Gaebel/Wölwer 2010, S. 8f.). In den folgenden Kapiteln wird noch ausführlicher auf die verschiedenen Symptome eingegangen.

3.1 Positivsymptome

Gekennzeichnet ist die Erkrankung durch die Positivsymptome „formale Denkstörungen", „Wahn", „Sinnestäuschungen" und „Ich-Störungen". (vgl. Lambert/Naber 2004, S. 15)

Da sie, wie bereits erwähnt, eine „übersteigerte" Funktion darstellen, sind sie einfacher zu diagnostizieren als die Negativsymptome, was jedoch nicht automatisch bedeutet, dass die Positivsymptome den Patienten mehr beeinträchtigen als die Negativsymptome (vgl. ebd., S. 19).

3.1.1 Formale Denkstörungen

Unter dem Begriff der „formalen Denkstörungen" wird ein sprunghaft-zerfahrener Gedankengang verstanden, bei dem plötzliche Unterbrechungen im Denken auftreten (vgl. Süllwold 1995, S. 12). Dabei können Störungen bei der Geschwindigkeit, der Sinnhaftigkeit und dem Zusammenhang des Denkens zutage treten, sodass auch der Sprachfluss beeinträchtigt sein kann (vgl. Lambert/Naber 2004, S.15).

Hierbei gibt es verschiedene Ausprägungen und Arten, die unter anderem unter Denkbeschleunigung/Denkhemmung, Denkzerfahrenheit, Gedankenabreißen und Gedankendrängen zusammengefasst werden können (vgl. ebd.).

Die Störung der Denkbeschleunigung oder -hemmung lässt die Patienten ihre Gedankengänge als beschleunigt oder verlangsamt wahrnehmen, wobei es zu starken Auswirkungen auf die Sprache, bis hin zur psychisch bedingten Verstummung (Mutismus), kommen kann. (vgl. ebd.).

Erlebt der Patient einen sprunghaften Gedankenablauf mit unzusammenhängenden Denkinhalten, bezeichnet man dies als Denkzerfahrenheit (vgl. ebd.). Erkennbar ist dies für

Außenstehende an nebeneinanderstehenden Aussagen des Patienten, die keinerlei Zusammenhang aufweisen (vgl. Hahlweg 1998, S. 2).

Weitere Ausprägungen davon sind zum Einen das Vorbeireden, bei dem der Patient nicht auf gestellte Fragen eingeht, und die Schizophasie, bei dem den Patienten das Bilden zusammenhängender Sätze nicht mehr möglich ist (vgl. Lambert/Naber 2004, S.15).

Unterschieden wird außerdem zwischen dem „Gedankenabreißen", das sich dadurch auszeichnet, dass ein Gedankengang im Kopf des Betroffenen plötzlich unterbrochen wird, und dem „Gedankendrängen", das den Patienten durch sich überstürzende Gedanken oder Ideen stark belasten kann (vgl. Deister/Möller 1998, S. 65).

Stark erschwert wird durch die formalen Denkstörungen die Kommunikation mit anderen Menschen, da diese große Schwierigkeiten damit haben können, den Gedankengängen des Betroffenen zu folgen und nachzuvollziehen, was dieser mitteilen möchte. Dies kann beim Patienten wiederum ein Gefühl von Enttäuschung, Hilflosigkeit, Überforderung oder Scham auslösen und dazu führen, dass das Gespräch mit anderen gemieden wird.

Im sozialen Umfeld des Patienten kann dieses Symptom unter Umständen zu Missverständnissen, fehlender Akzeptanz und im schlimmsten Fall zu sozialer Ausgrenzung führen, da die Pflege sozialer Kontakte stark erschwert wird und es dem Patienten gegebenenfalls unangenehm ist, sich unter diesen Bedingungen mit anderen Menschen zu unterhalten oder seine Erkrankung zu offenbaren.

3.1.2 Wahn

Als „Wahn" wird eine „argumentativ unkorrigierbare falsche Überzeugung von der Realität" (Gaebel/Wölwer 2010, S. 8) bezeichnet.

Hierbei ist das Entscheidende jedoch nicht die falsche Beurteilung der Realität, sondern die absolute Überzeugung des Betroffenen, dass seine Sichtweise der Wirklichkeit tatsächlich existent ist. Dafür benötigt er keine Beweise und er lässt sich nicht von seiner Meinung abbringen, sodass die Wahnvorstellungen auch starke Auswirkungen auf die Handlungsweise des Patienten haben, z.B. durch Rufen der Polizei, in einer Situation, die eine derartige Reaktion überhaupt nicht erforderlich macht. (vgl. Deister/Möller 1998, S. 59)

Am häufigsten tritt dieses Symptom als Verfolgungs- bzw. Beeinträchtigungswahn zutage. Die Patienten haben dabei das Gefühl, andere Menschen wollten ihnen Schaden zufügen, oder sie würden verfolgt, beobachtet oder beleidigt. Eine andere Variante ist der

Beziehungswahn, der den Betroffenen dazu bringt, verschiedene Ereignisse auf sich selbst zu beziehen, die eigentlich an die Allgemeinheit gerichtet sind. (vgl. Gaebel/Wölwer 2010, S.8) Hierbei werden Radio- und Fernsehnachrichten, Zahlenfolgen und ähnliches als geheime Botschaften verstanden, die speziell an den Betroffenen gerichtet sind und z.B. als Aufforderungen, etwas bestimmtes zu tun, oder als persönliche Zukunftsprognose betrachtet werden.

Weitere Formen des Wahns sind die Wahnstimmung, die dem Patienten das Gefühl gibt, es ginge allgemeine etwas Merkwürdiges vor sich, und der Größenwahn, der dem Erkrankten suggeriert, er sei eine besonders wichtige Person oder habe außergewöhnliche Fähigkeiten (vgl. Hahlweg 1998, S. 6f.).

Selten auftretende Wahninhalte sind zudem der hypochondrische Wahn, der Eifersuchtswahn und der Schuldwahn. Ersteres zeigt sich in der Vorstellung, krank oder sogar dem Sterben nahe zu sein. Entgegen aller Beweise glaubt ein Patient mit Eifersuchtswahn, sein Partner ginge ihm fremd oder hintergehe ihn auf andere Weise. Der Schuldwahn vermittelt das krankhafte Gefühl, gegen Gott oder eine höhere Macht gesündigt oder in anderer Weise regelwidrig gehandelt zu haben. (vgl. Deister/Möller 1998, S. 61f.)

Somit sorgt das Symptom „Wahn" dafür, dass Patienten von ihrer Umgebung als merkwürdig und unbegreiflich wahrgenommen werden, was natürlich wiederum das Knüpfen oder Aufrechterhalten sozialer Kontakte sehr erschwert. Beispielsweise durch den Verfolgungswahn fühlen sich Freunde und Angehörige des Erkrankten gegebenenfalls den Anschuldigungen ausgesetzt, sie wollten diesem etwas antun oder ihn verfolgen.

Der Partner oder andere sehr nahestehende Familienmitglieder können in seltenen Fällen damit konfrontiert werden, dass sie des Fremdgehens oder anderweitigen Hintergehens beschuldigt werden, obwohl sie nichts dergleichen getan haben. Damit richtig umzugehen und es nicht zu persönlich zu nehmen, stellt eine große Herausforderung dar.

Auch der Beziehungswahn mag für Angehörige schwer nachzuvollziehen sein und setzt diese unter Druck, besonders auf den Betroffenen achtzugeben, damit dieser sich und andere nicht durch an ihn gerichtete „versteckte Aufforderungen" in Gefahr bringt oder ein großes Chaos anrichtet.

3.1.3 Sinnestäuschungen

Eine Sinnestäuschung, oder auch Halluzination genannt, ist ein Begriff für „die Wahrnehmung von objektiv nicht vorhandenen Reizen oder Objekten" (Gaebel/Wölwer 2010, S. 9)

Besonders häufig kommen bei Schizophrenie die akustischen Halluzinationen, vor allem das Hören von Stimmen, vor. Es gehören das Gedankenlautwerden, sowie dialogische, kommentierende und imperative Stimmen dazu. Beim Gedankenlautwerden hört der Patient seine Gedanken außerhalb des eigenen Kopfes, wohingegen bei den anderen drei Formen fremde Stimmen vernommen werden, die sich darin unterscheiden, dass sich entweder mehrere Stimmen miteinander unterhalten (dialogisch), die Handlungen des Erkrankten kommentiert werden (kommentierend) oder Befehle erteilt werden (imperativ). (vgl. Süllwold 1995, S. 53)

Zudem gibt es im Rahmen der akustischen Halluzinationen noch die „Akoasmen". In diesem Fall werden keine Stimmen, sondern andere Geräusche wahrgenommen, die in Wirklichkeit nicht existieren und auch nicht durch körpereigene Prozesse, wie z.B. Tinnitus, erklärbar sind. Dazu gehören beispielsweise Klopfen, Klirren, Zischen, Bellen oder Musik. (vgl. Lambert/Naber 2004, S.18)

Weniger häufig als akustische Sinnestäuschungen treten optische Halluzinationen auf. Hierbei „sehen" die Patienten Gegenstände oder Lebewesen, die in der Realität aber nicht vorhanden sind (vgl. Hahlweg 1998, S. 7).

Unter Umständen können auch Geruchs- und Geschmackshalluzinationen auftreten, die dem Betroffenen vortäuschen etwas zu schmecken oder riechen (vgl. ebd.), das sich überhaupt nicht in ihrer Nähe befindet, geschweige denn in ihrem Mund.

Auch Körperhalluzinationen, die Berührungsempfindungen oder gestörte Körperempfindungen beim Patienten verursachen, zählen zu den möglichen Sinnestäuschungen. Es werden u.a. elektrisierende, bestrahlende oder sexuelle Empfindungen sowie Hitze, Kälte, Kribbeln oder Schmerzen wahrgenommen, die nach dem Gefühl des Betroffenen ausschließlich von außerhalb kommen. Eine andere Möglichkeit ist das Empfinden von Gegenständen oder auch fremden Körperteilen auf der eigenen Haut, wie z.B. eine Hand, die über den Körper streicht. (vgl. Lambert/Naber 2004, S.18)

Vermutlich wird ein gesunder Mensch nie wirklich nachvollziehen können, wie sich eine Halluzination anfühlt oder was dabei in dem Betroffenen vorgeht. Es lässt sich allerdings vermuten, dass die verschiedenen Arten der Sinnestäuschungen eine große Belastung für die Psyche des Patienten, die Angehörigen und die Bewältigung des Alltags ist.

Des Weiteren können Halluzinationen eine Gefahr für den Patienten und die Umwelt darstellen, wenn wahrgenommene Befehle ausgeführt werden oder die Belastung so groß wird, dass der Erkrankte einen Suizidversuch wagt.

Dies stellt wiederum gewisse Ansprüche an die Angehörigen, die einen beruhigenden Gegenpol darstellen und dem Betroffenen ein Gefühl des Angenommen-Seins vermitteln können. Ebenso können sie bei der Bewältigung des Alltags unterstützend tätig werden, indem sie helfen, Situationen richtig einzuschätzen.

3.1.4 Ich-Störungen

Symptome, die unter dem Begriff „Ich-Störungen" zusammengefasst werden, äußern sich in der „Aufhebung der Grenze zwischen der eigenen Person und der Umwelt" (Gaebel/Wölwer 2010, S. 9). Unter anderem werden eigene Handlungen, Reaktionen und Gedanken als „nicht dem eigenen Ich zugehörig" erlebt, sondern werden als fremdartig oder von außen gelenkt empfunden (vgl. Süllwold 1995, S. 48f.).

Am häufigsten treten in diesem Zusammenhang die Derealisation und Depersonalisation auf, bei denen etwas als unwirklich oder fremdartig empfunden wird. Der Unterschied zwischen diesen beiden Störungen besteht darin, dass sich dieses Empfinden bei der Derealisation auf die Umwelt, bei der Depersonalisation jedoch auf die eigene Person bezieht. (vgl. Deister/Möller 1998, S. 63)

Im Zuge des Beeinflussungswahns meinen die Betroffenen, von einer höheren Kraft kontrolliert oder gesteuert zu werden. Eng verknüpft ist dies mit dem Gedankenentzug und der Gedankeneingebung, infolgedessen die Gedanken scheinbar aus dem Kopf entfernt bzw. Gedanken ungewollt eingegeben werden (vgl. Hahlweg 1998, S. 7).

Dies kann so weit gehen, dass der Patient sich von fremden Mächten kontrolliert fühlt, die nicht nur seine Gedanken kontrollieren, sondern auch seine Absichten und Handlungen beeinflussen und lenken. Es kann außerdem ein Gefühl der leiblichen Beeinflussung entstehen, das dazu führt, dass der Betroffene seinen Körper als neuartig und von außen gelenkt empfindet. (vgl. Süllwold 1995, S. 50)

Ich-Störungen treten nicht unbedingt allumfassend und in allen Lebensbereichen des Patienten auf. Vielmehr zeigt sich der Wahn oftmals nur bei einigen bestimmten Themen, wohingegen der Patient in anderen Situationen durchaus der Realität entsprechend denkt und handelt. Ursprünglich wurde dies als „Registerziehen" bezeichnet, da es so scheint, als könne der Erkrankte einige Gedanken und Emotionen „an- und abschalten". (vgl. ebd., S. 51)

Schwierig wird der Umgang des Patienten durch das beschriebene „Registerziehen", da die Angehörigen immer in der Verantwortung sind, die jeweilige Stimmung des Erkrankten nachvollziehen, zu beurteilen, ob dieser sich aktuell in Wahnstimmung befindet oder nicht und auf den jeweiligen Gemütszustand entsprechend einzugehen.

Befindet er sich in einem Wahnzustand besteht die Herausforderung, den Patienten zwar nicht in seinen falschen Vorstellungen zu bestärken, ihm aber auch nicht das Gefühl zu geben, ihn nicht ernst zu nehmen. Hier besteht die Gefahr, dass er sich dadurch womöglich hintergangen oder nicht angenommen fühlt und sich in Zukunft gegebenenfalls einige der Symptome, wie z.B. der Verfolgungswahn, gegen diese Angehörigen richten und ihnen kein Vertrauen mehr entgegengebracht wird.

3.2 Negativsymptome

Für die Erkennung der Negativsymptome existiert keine allgemein anerkannte Spezifizierung (vgl. Deister/Möller 1998, S. 65). Es ist jedoch bekannt, dass diese Symptome in allen Stadien der Krankheit auftreten, also sowohl in der akuten Phase, als auch davor (präpsychotisch) und danach (postpsychotisch) (vgl. Lambert/Naber 2004, S. 20f.).

Zu Beginn der Erkrankung zeichnen sich laut Bleuler und Kraepelin im Verlauf der präpsychotischen Symptomatik häufig Affekt-, Antriebs- und Konzentrationsstörungen sowie eine eingeschränkte Denkfähigkeit ab. Darüber hinaus konnte festgestellt werden, dass im präpsychotischen Stadium häufig depressive Verstimmungen auftreten, die in negative und anschließend in positive Symptome übergehen. (vgl. ebd., S. 21)

In der Akutphase kann es beim gleichzeitigen Auftreten von Positiv- und Negativsymptomen unter Umständen zu einer Wechselwirkung von beidem kommen, bei der die negativen teilweise durch die positiven Symptome überlagert werden (vgl. ebd.).

Männer sind jedoch häufiger von der Negativsymptomatik betroffen als Frauen (vgl. Gaebel/Wölwer 2010, S. 9).

Nach dem AMDP-System werden die Negativsymptome untergliedert in Störungen der Affektivität, Antriebs- und psychomotorische Störungen, Aufmerksamkeits- und Gedächtnisstörungen und andere Störungen (vgl. Deister/Möller 1998, S. 66). In den folgenden Kapiteln werden diese Bereiche näher erläutert.

3.2.1 Störungen der Affektivität

Störungen der Affektivität stellen eine Beeinträchtigung des Gefühls- und Gemütslebens dar. Sie zeigen sich, vor allem außerhalb der Akutphase, bei beinahe jedem Schizophrenie-Patienten für eine gewisse Zeit. Zumeist treten mehrere verschiedene Störungen dieser Kategorie auf, die auch im Widerspruch zueinander stehen können. (vgl. ebd.)

Der Betroffene erlebt eine Affektverflachung, die den Patienten so wirken lässt, als habe er (fast) keine Gefühlsregungen mehr. Dabei kann das Gesicht starr und die Stimme monoton sein. Werden dennoch Gefühle sichtbar, kann es sein, dass diese dem Inhalt der Worte widersprechen. (vgl. Hahlweg 1998, S. 2) Gelegentlich können die Affekte des Patienten wieder ein normales Niveau erreichen, jedoch sind diese größtenteils reduziert (vgl. Lambert/Naber 2004, S. 20).

Zu den Störungen der Affektivität zählt außerdem die innere Unruhe, die in diesem Bereich am häufigsten auftritt. In diesem Fall verspüren die Betroffenen ein innere Anspannung oder Aufregung. (vgl. Deister/Möller 1998, S. 66)

Ebenso erleben viele Erkrankte eine depressive Verstimmung oder ein undefiniertes Angstgefühl, das jedoch sowohl als Teil der Negativsymptomatik als auch in Folge von Positivsymptomen, z.B. Halluzinationen, auftreten kann (vgl. ebd., S. 66f.).

Etwa ein Drittel der Patienten mit einer schizophrenen Psychose haben außerdem eine Störung der Vitalgefühle, die den Schwung und die Lebensfreude dämpft, und ein weiteres Drittel verspürt eine innere Ratlosigkeit in Bezug auf die momentane Lebenslage und die Zukunft (vgl. ebd., S. 67).

Zu Beginn der Erkrankung können die Störungen der Affektivität von Angehörigen und Bekannten des Patienten unter Umständen fälschlicherweise für Symptome einer Depression gehalten werden, da hier vor allem die Antriebslosigkeit und der negative

Gemütszustand zu bemerken sind. Steht die Diagnose dann fest, haben die Angehörige die Aufgabe, sich nicht selbst von dieser negativen Verfassung „runterziehen" zu lassen, sondern zu lernen, damit umzugehen. Besonders für den Lebensgefährten oder die Kinder des Betroffenen kann es sehr belastend sein, wenn dieser keine Lebensfreude mehr ausstrahlt und nur noch sehr wenige Gefühle vermittelt werden können.

Der drastische Gegensatz dazu ist die häufig auftretende innere Unruhe, die den Patienten aufgewühlt und rastlos werden lässt, was für sein Umfeld als störend empfunden oder sich auf die ihn umgebenden Menschen übertragen werden kann.

3.2.2 Antriebs- und psychomotorische Störungen

Diese Arten der Störung üben einen negativen Einfluss auf die Aktivität des Patienten beziehungsweise auf die Bewegungen, die als Folge eines psychischen Vorgangs ausgeführt werden, aus.

Die zwei häufigsten Störungen des Antriebs und der Psychomotorik sind zum Einen die Antriebsarmut, die etwa die Hälfte aller Patienten betrifft und sich durch fehlende Energie und Initiative auszeichnet und zum Anderen eine motorische Unruhe, bei der sich die motorische Aktivität bis hin zu Erregungszuständen intensivieren kann (vgl. ebd., S.69).

Des Weiteren können manierierte/bizarre psychomotorische Störungen auftreten, die das Verhalten und die Bewegungen des Patienten so verändern, dass diese unnatürlich, gekünstelt oder posenhaft wirken (vgl. Hahlweg 1998, S. 8).

Eine andere Auswirkung kann eine Wortkargheit oder sogar Sprachlosigkeit sein, die als Mutismus bezeichnet wird. Hierbei gibt der Patient gegebenenfalls nur noch geflüsterte Worte oder Silben von sich. (vgl. ebd.)

Zudem kann eine katatone Erregung stattfinden, die stereotype motorische Bewegungen, d.h. die ständige Wiederholung einer immer gleichen Bewegung, ohne äußeren Auslöser zur Folge hat oder der Negativismus, bei dem sich der Patient widersetzt, auf Geheiß eine bestimmte Bewegung auszuführen (vgl. ebd.).

Unangenehm wird diese Symptom-Gruppe für den Patienten unter Umständen dadurch, dass er von seiner Umgebung als sonderbar wahrgenommen wird, wenn er sich in einem Erregungszustand befindet oder aber eine bestimmte Bewegung immer wieder und ohne erkenntlichen Grund ausführt. Denkbar wäre es sogar, dass seine Mitmenschen sein

Verhalten als „behindert" abtun und ihn deswegen nicht gut behandeln. Auch ein gekünsteltes Bewegungsmuster oder eine, wie auch immer geartete, Wortkargheit könnte das Umfeld des Betroffenen zu dieser Fehlannahme verleiten und schlimmstenfalls sogar zu Mobbing führen.

3.2.3 Aufmerksamkeits- und Gedächtnisstörungen

An Schizophrenie erkrankte Menschen können eine geringere Aufmerksamkeitsspanne haben als gesunde Menschen. Dies bedeutet, sie können z.B. nur eine begrenzte Anzahl an Objekten gleichzeitig wahrnehmen (vgl. Süllwold 1995, S.21)

Darüber hinaus wurde festgestellt, dass Konzentrationsstörungen auftreten können, die es den Betroffenen darin beeinträchtigen, ihre Aufmerksamkeit für längere Zeit einem Thema oder einer Betätigung zu widmen (vgl. ebd., S. 22).

Auch können Merkfähigkeitsstörungen auftreten, die es dem Patienten erschweren, sich neue Informationen in einem kurzen Zeitraum von etwa 10 Minuten zu merken. Ist sogar das Langzeitgedächtnis betroffen, nennt man dies Gedächtnisstörungen. (vgl. Deister/Möller 1998, S. 69)
Fernerhin können Konfabulationen dafür sorgen, dass Gedächtnislücken mit Erinnerungen gefüllt werden, die der Patient für real hält (vgl. ebd., S.69f.).

Je nachdem in welcher Lebensphase sich der Erkrankte befindet, können die Aufmerksamkeits- und Gedächtnisstörungen einen sehr großen Einfluss auf das gesamte zukünftige Leben haben, nämlich vor allem dann, wenn er sich noch in der Schul- oder Berufsausbildung befindet. Die Chancen, unter diesen Umständen einen Ausbildungs- oder Arbeitsplatz zu bekommen, sind bereits sehr beschränkt. Sich in der Schule, auf der Arbeit oder gar im Studium zu bewähren und seine Stellung zu behalten, stellt jedoch ein noch viel größeres Problem dar.

3.2.4 Sonstige Symptome

Weitere Störungen können im Bereich des Sozialverhaltens zutage treten, z.B. als sozialer Rückzug, Interessenminderung, gesteigerte Erschöpfbarkeit und Verwahrlosungstendenz (vgl. Gaebel/Wölwer 2010, S. 9).

Ein mögliches Szenario ist hierbei, dass der Betroffene sich aus seinem sozialen Umfeld zurückzieht, seine Freunde und Familie vernachlässigt und kein Bedürfnis mehr nach

Kontakt zu anderen Menschen oder einer aktiven Gestaltung seiner Freizeit hat. Gegebenenfalls legt er keinen Wert mehr auf Körperpflege und verwahrlost nach und nach.

Auch dieses Verhalten des Patienten stellt eine Herausforderung und Belastung für die Angehörigen dar, zumal ihnen das Gefühl vermittelt wird, nicht mehr gebraucht zu werden. Gleichzeitig sollten sie aber auch das Bestreben haben, den Betroffenen zur Aufrechterhaltung seiner Kontakte anzuspornen, damit dieser seine Familie und Freunde nicht völlig aus den Augen verliert.

4 Fazit

Angesichts der großen Vielfalt an Symptomen und Auswirkungen von Schizophrenie ist es weder verwunderlich, dass die Diagnose anfangs schwierig sein kann, noch dass dieses Krankheitsbild mit solch einer Vielzahl von Vorurteilen und Ängsten behaftet ist.

In den Augen der Öffentlichkeit werden Erkrankte oftmals als „verrückt" abgestempelt oder der Begriff „schizophren" wird in abwertender Weise gebraucht. Zusätzlich wird das Bild in der Gesellschaft oftmals negativ durch die Medien beeinflusst, in denen Schizophrenie-Patienten häufig nur in Zusammenhang mit Mord und anderen Straftaten erwähnt werden.

Bereits der Ausbruch einer Schizophrenie stellt einen großen Einschnitt im Leben dar, der bei den Betroffenen und den Angehörigen viele Fragen aufwirft. Es stellt sich beispielsweise die Frage, wer von der Krankheit erfahren sollte und wem man diese besser verschweigt. Das Herausarbeiten der Positiv- und Negativsymptome hat ergeben, dass für den Umgang mit an Schizophrenie erkrankten Menschen viel Geduld, Verständnis und Einfühlungsvermögen notwendig ist, um auf den Betroffenen eingehen und ihn angemessen behandeln zu können. Diese Voraussetzungen bringt nicht jeder Mensch mit, sodass mit der Offenbarung der Wahrheit sparsam umgegangen werden sollte.

Zu bedenken ist jedoch, dass auch das Verheimlichen der Krankheit als belastend empfunden werden kann, da die Symptome nicht dauerhaft geheim gehalten werden können und unter Umständen hinter dem Rücken des Betroffenen schlecht über ihn geredet wird, da andere Menschen dessen Verhalten nicht einschätzen können. Sowohl an dieser Stelle als auch im Allgemeinen besteht eine große Gefahr der sozialen Isolation, da nur wenige Menschen diese spezielle Situation nachvollziehen und adäquat damit umgehen können.

Besonders den Nahestehenden des Patienten sollte es deshalb ein Anliegen sein, sich um diesen zu kümmern, sei es durch praktische Unterstützung bei der Bewältigung des Alltags, z.B. beim Suchen einer Wohnung oder eines Jobs, oder beim Bewältigen der Krankheit, beispielsweise indem man ihn zur Therapie begleitet, ihn zur Pflege sozialer Kontakte anspornt oder bloß für ihn da ist. Eines der obersten Ziele sollte dabei die Unterstützung zur Aufrechterhaltung bzw. Wiedererlangung der Selbstständigkeit sein.

Die unterschiedlichen Symptome haben jedoch nicht nur eine Auswirkung auf die sozialen Kontakte, sondern bedeuten je nach Stärke und Ausprägung auch eine Einschränkung im Alltag.

Die Krankheit erschwert die Ausbildung oder auch das Finden und Beibehalten einer Arbeitsstelle, sodass eine Angewiesenheit auf finanzielle Unterstützung des Staates entstehen kann. Dies fordert wiederum ein Stück Selbstständigkeit ein, nimmt den Betroffenen die Chance auf einen geregelten Tagesablauf und drängt ihn wiederum in die Isolation.

Es konnte ein erster Einblick in die Symptomatik von Schizophrenie und die zu erwartenden Auswirkungen auf den Alltag und das soziale Umfeld gewonnen werden. Nicht betrachtet werden konnten die Empfindungen und Schwierigkeiten eines tatsächlich Betroffenen sowie die Betrachtungsweisen und Reaktionen des Umfeldes, welche vermutlich noch einmal einen tiefgründigeren Einblick in die Erkrankung und die sozialen Folgen ermöglichen würden.

Im Großen und Ganzen wurde jedoch deutlich, dass die Erkrankung an Schizophrenie viele Herausforderungen und Aufgaben sowohl für den Betroffenen als auch für das nähere Umfeld mit sich bringt. Der Umgang mit den unterschiedlichen Symptomen erfordert vor allem seitens der Angehörigen Flexibilität und eine gute Kenntnis des Krankheitsbildes, um das Verhalten des Patienten in bestimmten Situationen richtig einschätzen und gegebenenfalls intervenieren zu können. Hilfreich kann hier der Besuch einer Beratungsstelle oder Selbsthilfegruppe sein.

5 Literaturverzeichnis

- Deister, Arno; Möller, Hans J. (1998): Schizophrenie und verwandte Psychosen. ein Kompendium für Ärzte und Studierende. Mit 55 Abbildungen und 56 Tabellen. Stuttgart: Wissenschaftliche Verlagsgesellschaft.

- Dilling, Horst; Freyberger, Harald J. (2012): Taschenführer zur ICD-10-Klassifikation psychischer Störungen. Mit Glossar und Diagnostischen Kriterien sowie Referenztabellen ICD-10 vs. ICD-9 und ICD-10 vs. DSM-IV-TR. 6. überarb. Aufl. entsprechend ICD-10-GM. Bern: Huber.

- Dose, Matthias; Hahlweg, Kurt (1998): Schizophrenie. Göttingen et al.: Verlag für Psychologie.

- Gaebel, Wolfgang; Wölwer, Wolfgang (2010): Schizophrenie. Berlin: Robert-Koch-Institut.

- Lambert, Martin; Naber, Dieter (2004): Schizophrenie. 52 Tabellen. Stuttgart: Thieme.

- Süllwold, Lilo (1995): Schizophrenie. 3. überarb. und erw. Aufl.. Stuttgart: Kohlhammer.

BEI GRIN MACHT SICH IHR WISSEN BEZAHLT

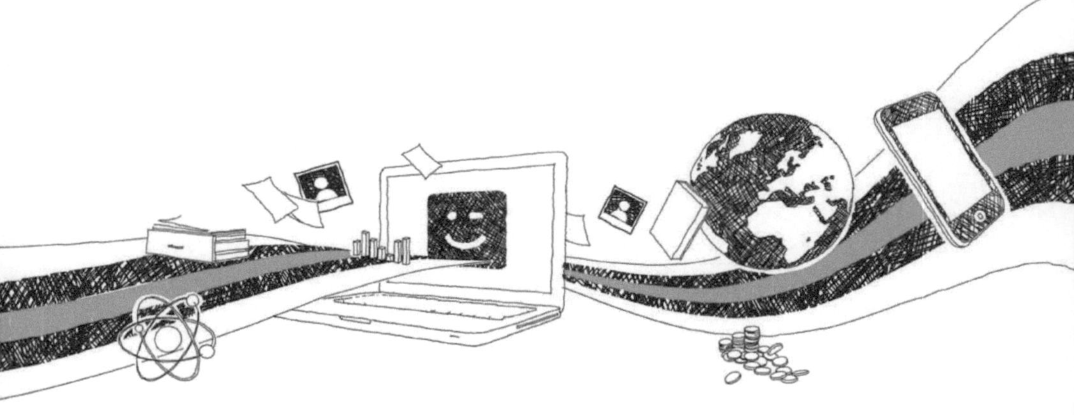

- Wir veröffentlichen Ihre Hausarbeit,
  Bachelor- und Masterarbeit

- Ihr eigenes eBook und Buch -
  weltweit in allen wichtigen Shops

- Verdienen Sie an jedem Verkauf

Jetzt bei www.GRIN.com hochladen
und kostenlos publizieren

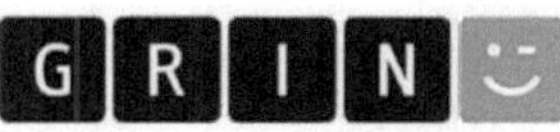